# BEI GRIN MACHT SICH IHR WISSEN BEZAHLT

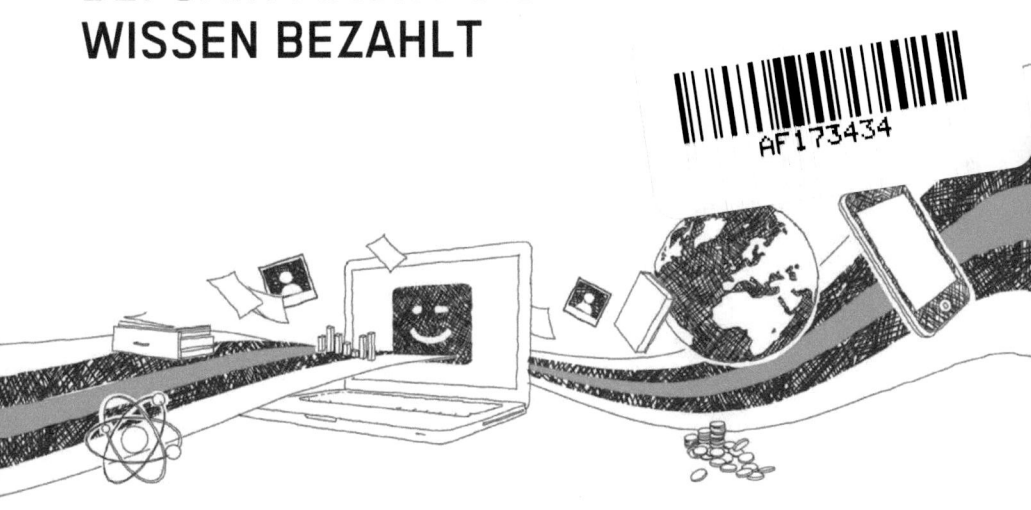

- Wir veröffentlichen Ihre Hausarbeit, Bachelor- und Masterarbeit

- Ihr eigenes eBook und Buch - weltweit in allen wichtigen Shops

- Verdienen Sie an jedem Verkauf

Jetzt bei www.GRIN.com hochladen und kostenlos publizieren

GRIN

**Bibliografische Information der Deutschen Nationalbibliothek:**

Die Deutsche Bibliothek verzeichnet diese Publikation in der Deutschen National-
bibliografie; detaillierte bibliografische Daten sind im Internet über http://dnb.d-
nb.de/ abrufbar.

**Impressum:**

Copyright © 2010 GRIN Verlag, Open Publishing GmbH
Druck und Bindung: Books on Demand GmbH, Norderstedt Germany
ISBN: 9783640970421

**Dieses Buch bei GRIN:**

http://www.grin.com/de/e-book/175896/suchtbehandlung-die-wirksamkeit-des-
zwoelf-schritte-programms

Hans Durrer

# Suchtbehandlung - Die Wirksamkeit des Zwölf-Schritte Programms

GRIN Verlag

## GRIN - Your knowledge has value

Der GRIN Verlag publiziert seit 1998 wissenschaftliche Arbeiten von Studenten, Hochschullehrern und anderen Akademikern als eBook und gedrucktes Buch. Die Verlagswebsite www.grin.com ist die ideale Plattform zur Veröffentlichung von Hausarbeiten, Abschlussarbeiten, wissenschaftlichen Aufsätzen, Dissertationen und Fachbüchern.

## Besuchen Sie uns im Internet:

http://www.grin.com/

http://www.facebook.com/grincom

http://www.twitter.com/grin_com

Hans Durrer

# Suchtbehandlung

## Die Wirksamkeit

## des Zwölf-Schritte Programms

# INHALT

# ABSTRACT

Eingeleitet wird diese (ursprünglich auf Englisch verfasste) Studie mit einer umfassenden Analyse der Literatur über die Wirksamkeit des Zwölf-Schritte Programms der Anonymen Alkoholiker (AA), die den Erfahrungen des Autors, die er in verschiedenen Kulturen gemacht hat, gegenüber gestellt wird. Dabei gab es weder zeitliche noch sprachliche Einschränkungen. Studien in peer-reviewed akademischen Zeitschriften, Büchern und Internetseiten wurden aufgrund ihrer "Nützlichkeit" berücksichtigt. Die Untersuchung kam zum Schluss, dass sich das Zwölf-Schritte Programm (AA-Programm) durch seine "acting into thinking"-Philosophie wesentlich von anderen Behandlungen unterscheidet. Seine Wirksamkeit lässt sich jedoch mit einer Ursache-Wirkung-Methodologie nicht nachweisen. Aufgrund der Komplexität menschlichen Verhaltens wie auch der Tatsache, dass das AA-Programm nicht einheitlich praktiziert wird, ist fraglich, ob seine Wirksamkeit mit einer Ursache-Wirkung-Methodologie überhaupt gemessen werden kann. Zeugnisse persönlicher Erfahrungen wie auch während Jahrhunderten praktizierte menschliche Weisheit scheinen jedoch den Schluss nahezulegen, dass das Zwölf-Schritte Programm in der Tat wirksam ist – für diejenigen, die das Programm auch wirklich praktizieren.

# METHODOLOGIE

Die vorliegende Arbeit vergleicht die in der einschlägigen Literatur vorgefunden Erkenntnisse mit des Autors AA-Erfahrungen in verschiedenen Kulturen. Dabei war es unumgänglich, entgegen akademischen Gepflogenheiten, gelegentlich auch die Ich-Form zu benutzen. Die Untersuchung unterlag weder zeitlichen noch sprachlichen Einschränkungen. Die folgenden Suchbegriffe wurden benutzt (sowohl einzeln als auch in verschiedenen Kombinationen – die Liste ist nicht erschöpfend) und zwar in Google und Yahoo: alcohol treatment, treatment outcomes, alcohol treatment efficacy, addiction treatment effectiveness, AA success, alcohol treatment outcomes, measuring treatment, addiction therapy success, alcohol therapy success, twelve step effectiveness, twelve step efficacy, AA programme, AA promises, cause and effect proof, recovery, definition recovery, AA cult, AA religion, AA testimonials, AA statistics, personal AA experiences, addiction treatment scientific evidence.

Folgende Datenbanken wurden konsultiert: Alcohol Concern Online Library, Drugscope database, NIDA database, Robin Room Archive, SAMHSA's National Clearinghouse for Alcohol and Drug Information, Scottish Addiction Studies Online Library, Social Science Information Gateway, Stirling University Library E-Journal Gateway, World Health Organization database.

Folgende Blogs und Websites wurden berücksichtigt: Addiction Search, Alcoholic Anonymous, Alcohol Reports, Dirk Hanson's Chemical Carousel Website, Drink and Drugs News Website, Spiritual River Website, The Orange Papers, The Stanton Peele Addiction Website, Wired in to Recovery Website, Websites of Recovery Centers.

Folgende Fachzeitschriften wurden konsultiert: Addiction, Addiction Research & Theory, Addiction Treatment Forum, Alcohol, Alcohol and Alcoholism, Alcohol

Research & Health, BMC Health Services Research, Drug and Alcohol Dependence, Drug and Alcohol Findings, Journal of Substance Abuse Treatment, The Journal of Studies on Alcohol and Drugs.

Auswahlkriterien für die verwendeten Studien: Blogs und Websites dienten hauptsächlich dem Zweck, "ein Gefühl" für die unterschiedlichen ideologischen Positionen zu bekommen. Spezifische Restriktionen gab es keine: Studien in peer-reviewed akademischen Zeitschriften wie auch Bücher wurden ausschliesslich unter dem Gesichtspunkt ausgewählt, ob sie geeignet waren, substantiell zur Beantwortung der Forschungsfrage, ob das Zwölf-Schritte Programm wirksam sei, beizutragen.

Aufgebaut ist diese Studie wie folgt: in einem ersten Schritt wird versucht, aufzuzeigen, was genau AA ist, bevor, in einem zweiten Schritt, untersucht wird, ob das AA-Programm erfolgreich ist. In einem dritten Schritt werden die Ergebnisse diskutiert, bevor dann in einem letzten Schritt die Schlussfolgerung gezogen wird.

## WAS IST AA?

Das Buch "Alcoholics Anonymous" (1994), auch bekannt unter dem Namen "Big Book", ist der "basic text for our Society" (Alcoholics Anonymous 1994: i) und nennt als die wesentlichen Merkmale des AA-Ansatzes "the need for moral inventory, confession of personality defects, restitution to those harmed, helpfulness to others, and the necessity of belief in and dependence upon God" (*Ibid*, vi).

Die folgende Erkärung, die Präambel, wird zu Beginn von AA-Meetings vorgetragen und hat zum Ziel, die Teilnehmer daran zu erinnern, worum es bei diesen Meetings gehen soll:

*Anonyme Alkoholiker sind eine Gemeinschaft von Männern und Frauen, die miteinander ihre Erfahrung, Kraft und Hoffnung teilen, um ihr gemeinsames Problem zu lösen und anderen zur Genesung vom Alkoholismus zu verhelfen.Die einzige Voraussetzung für die Zugehörigkeit ist der Wunsch, mit dem Trinken aufzuhören. Die Gemeinschaft kennt keine Mitgliedsbeiträge oder Gebühren, sie erhält sich durch eigene Spenden. Die Gemeinschaft AA ist mit keiner Sekte, Konfession, Partei, Organisation oder Institution verbunden; sie will sich weder an öffentlichen Debatten beteiligen, noch zu irgendwelchen Streitfragen Stellung nehmen. Unser Hauptzweck ist, nüchtern zu bleiben und anderen Alkoholikern zur Nüchternheit zu verhelfen* (AA 2010).

Das AA-Programm basiert auf den zwöf Schritten und den zwölf Traditionen (siehe Anhang). Es ist ein spirituelles Programm – *"spiritus contra spiritum"*, wie es C.G. Jung in einem Brief an Bill Wilson, einen der beiden Gründer der AA, ausdrückte (Alcoholics Anonymous 1984: 384) – und hält explizit fest, dass nur eine 'Höhere Macht' Süchtige von ihrem Alkoholismus befreien kann.

*Our description of the alcoholic, the chapter to the agnostic, and our personal adventures before and after make clear three pertinent ideas: (a) That we were alcoholic and could not manage our own lives. (b) That probably no human power could have relieved our alcoholism. (c) That God could and would if He were sought* (Alcoholics Anonymous 1994: 60).

Das klingt, als ob es sich bei den AA um eine religiöse Bewegung handle. Auch Jacques T. (1991: 50) stellt einen religiösen Bezug her: er vergleicht die Wirkung der zwölf Schritte, sofern sie wirklich praktiziert werden, mit der dramatischen Konversion des heiligen Paulus auf der Strasse nach Damaskus. Eine Konversion ist in der Tat zentraler Bestandteil des AA-Programms. So hält William James (1994: 125). in *The Varieties of Religious Experience*, einem Werk, das Bill Wilson nachhaltig beeinflusste, fest:

*... the salvation through self-despair, the dying to be truly born, of Lutheran theology, the passage into nothing of which Jakob Behmen writes. To get to it, a critical point must usually be passed, a corner turned within one. Something must give way, a native hardness must break down and liquefy; and this event (as well shall abundantly see hereafter) is frequently sudden and automatic, and leaves on the Subject an impression that he has been wrought on by an external power.*

Das bedeutet, "dass *ein neuer Mensch geschaffen werden musste*", meint Enquist (2008: 494) und fügt hellsichtig hinzu: dies könne möglicherweise Widerstand hervorrufen.

Das klingt schon sehr stark nach Religion, zudem legen auch einige Aussagen von Bill Wilson diesen Verdacht nahe. Diese hier zum Beispiel: "I must turn in all things to the Father of Light who presides over us all" (Alcoholics Anonymous 1994: 12). In dieselbe Richtung weist, dass fünf der zwölf Schritte explizit Gott erwähnen und einige Meetings, die ich besuchte, mit dem 'Vater Unser' schlossen. Trotzdem: bei AA handelt es sich nicht um eine Religion, das "Big Book" hält explizit fest: "Alcoholics Anonymous is not a religious organization" (Alcoholics Anonymous 1994: x).

Einige nordamerikanische Bundesgerichte sehen das allerdings anders und behaupten laut Trimpey (1997), AA sei "'unequivocally religious.' They only looked at AA's doctrinal literature, and unhesitatingly declared what is obvious to anyone". Rudy & Greil (1988: 41) gehen nicht gar so weit, doch auch für sie ist AA "properly classified as a quasi-religion in so far as a tension between sacred and secular is crucial to its functioning." Goethals, Broekaert und Yates (forthcoming) wiederum argumentieren, es sei gefährlich, wenn eine Behandlungsideologie mit quasi-religiösen Tönen vermischt werde.

Dass es bei AA quasi-religiöse Töne und auch kult-ähnliche Elemente gibt, daran kann so recht eigentlich kein Zweifel bestehen: so gibt es Mitglieder, die Bill Wilson verehren, als wäre er ein Heiliger, und andere, welche das "Big Book" so lesen, als sei es von Gott persönlich geschrieben. Wer Kritik äussert, wird argwöhnisch betrachtet. So notierte etwa der Schriftsteller Wilfrid Sheed (1995: 89): "In the new world I was about to enter, the assumption was that it was always the truth you were flinching from like a vampire at high noon, and never just from cliché or, in this case, a shower of clichés, the bane of my profession".

Trotzdem handelt es sich bei AA ganz klar nicht um einen Kult: weder gibt es einen Führer, noch werden Mitgliederbeiträge erhoben, auch wird niemand gezwungen, mitzumachen (obwohl, und dies ist die Ausnahme, nordamerikanische Gerichte durchaus Leute zum AA-Besuch verdonnern), und jedermann ist frei zu gehen (Bufe 1998). Wie das "Big Book" sagt: "We are not allied with any particular faith, sect or denomination, nor do we oppose anyone" (Alcoholics Anonymous 1994: iv).

Was die AA-Literatur sagt, ist das eine, wie AA in der Praxis funktioniert das andere. Obwohl AA-Meetings weltweit nach demselben Schema ablaufen (wobei es ganz verschiedenartige Meetings gibt: von Schritte-Meetings zu Diskussionsmeetings, von offenen zu geschlossenen etc.), sind es die Teilnehmer, welche letztlich bestimmen, wie diese Meetings ablaufen, und es sind auch die Teilnehmer, von welchen die Stimmung im Meeting abhängt (und es ist oft die Stimmung – und gar nicht so sehr das Programm – , die darüber entscheidet, ob jemand bei AA bleibt oder eben nicht). Ich habe von Meetings auf den Philippinen und in Italien gehört, bei denen angeblich Alkohol getrunken worden sein soll; war in Meetings, die ich schwer erträglich fand – David Foster Wallace (1995) hat sie so beschrieben: "So then at forty-six years of age I came here to learn to live by clichés ... To turn my will and life over to the care of clichés. One day at a time. Easy does it. First things first. Ask for help. Thy will not mine be done. It works if you work it. Grow or go. Keep coming back"; und ich war in Meetings, die ich wegen der dort gehörten persönlichen Geschichten als hilfreich und bereichernd empfand. Zu fragen ist also: welche AA meinen wir eigentlich, wenn wir eine Antwort darauf finden wollen, ob das AA-Programm wirksam sei?

Eine weitere Schwierigkeit die Effizienz von AA nachzuweisen, liegt darin, dass das 12-Schritte-Programm nicht für einmal in Stein gemeisselt wurde, sondern sich fort entwickelt hat und dies immer noch tut. Gemäss Miller and Rollnick (2009) ist das 12-Schritte-Modell des 20. Jahrhunderts nicht dasselbe wie das ursprüngliche AA-Programm: "At some point, such a reinvention no longer contains and may even violate the spirit and elements that defined the original approach" (Miller and Rollnick 2009: 130). Und auch über die Frage, wie das AA-Programm zu praktizieren sei, gehen die Meinungen auseinander. So hielt ein AA-Veteran (seit 36 Jahren aktiv) im Jahre 1976 fest: "There are three ways to work the program of Alcoholics Anonymous. (1) The strong, original way, proved powerfully and reliably effective over forty years. (2) A medium way – not so strong, not so safe, not so sure, not so good, but still effective. And (3) a weak way, which turns out to be really no way at all but literally a heresy, a false teaching, a twisting corruption of what the founders of Alcoholics Anonymous clearly stated the program to be" (24 Magazine 1976).

Summa summarum: Einerseits scheint es so viele Interpretationen des AA-Programms zu geben wie AA Mitglieder hat. Andrerseits wiederum gibt es AAs, welche nicht nur das "Big Book" als sakrosankt begreifen, sondern auch Ratschläge wie "90 meetings in 90 days" und "Get a sponsor", die sich gar nicht im "Big Book" finden. Und dann gibt es auch noch die, welche – wie ich – vom Programm einfach nur das nehmen, was ihnen gefällt und/oder hilft. Anders gesagt: es ist fraglich, ob die freiwillige und informelle Natur von AA eine Beurteilung nach wissenschaftlichen Kriterien überhaupt erlaubt.


## WIRD MAN MIT AA TROCKEN?

"Erfahrung, Kraft und Hoffnung teilen, um nüchern zu bleiben – das ist im Grunde schon das ganze AA-Geheimnis" schreibt Zocker (1989: 19). Und das "Big Book" hält fest:

*Rarely have we seen a person fail who has thoroughly followed our path. Those who do not recover are people who cannot or will not completely give themselves to this simple program, usually men and women who are constitutionally incapable of being honest with themselves. There are such unfortunates. They are not at fault; they seem to have been born that way. They are naturally incapable of grasping and developing a manner of living which demands rigorous honesty. Their chances are less than average. There are those, too, who suffer from grave emotional and mental disorders, but many of them do recover if they have the capacity to be honest* (Alcoholics Anonymous 1994: 58).

Mit anderen Worten, rigorose Ehrlichkeit ist der Schlüssel um trocken zu werden – und um es zu bleiben. Also ganz lapidar und apodiktisch: Wenn Du ehrlich bist, wirst Du genesen. Und wenn Du nicht ehrlich bist, wirst Du nicht genesen. Ludwig (1989: 4) meint dazu trocken: "Along with other addictions, alcoholism is unique in the extent to which the individual is blamed if the treatment fails. If the alcoholic does not remain abstinent, therapists and staff presume that he is unmotivated for or unreceptive to help."

Am Rande: Dieses Insistieren auf Ehrlichkeit ist übrigens nichts speziell Christliches (zu fragen, ob AA eine Religion sei, meint ja, ob es eine christliche Religion sei), sondern es handelt sich dabei um eine sehr alte Weisheit, die von Buddha, Sokrates, Spinoza, Hegel und Marx geteilt wird (Fromm 1979: 7). Wie auch der Helden-Mythos, der gemäss Joseph Campbell (Maher and Briggs 1989) in allen Kulturen vorkommt und von dem White (2007a) schreibt: "There are hundreds of thousands of people whose recovery stories share striking similarities to Campbell's myth of the hero". Anders gesagt: die AA-Ideen sind nichts Neues, sie entsprechen in weiten Teilen universellen Werten.

Ein paar Zahlen:
Im Jahre 1955 konnte man lesen, dass von denen, welche "really tried, 50% got sober at once and remained that way; 25% sobered up after some relapses, and among the remainder, those who stayed on with A.A. showed improvement" (Alcoholics Anonymous 1994: x). Nur: wie will man "really tried" messen?
Im Jahre 1972 behauptete ein anonymer Schreiber im 24 Magazine (1976) "that as AA has gotten bigger and older, its effectiveness has dropped from about three in four to about two in three." Im selben Artikel heisst es: "two in three was in 1976 – our data shows numbers much LESS in 1997 –
1 in 15". Und im Jahre 1989 schrieb Robertson (1989: 108), dass 60 Prozent aller AA-Neuzugänge, die es schaffen, ein Jahr trocken zu bleiben, in der Regel ihr Leben lang trocken bleiben würden.

Solche Erfolgsmeldungen werden jedoch in Frage gestellt. So argumentiert Peele (1998): "AA succeeds with relatively few (5% at most) of the massive numbers of alcoholics who wander through its meetings." Und Ludwig meint, nur etwa 10 Prozent von all denen, die trocken werden, würden durch AA trocken (Ludwig 1988: 67).

Da AA keine Angaben über ihre Teilnehmer publiziert (Carey 2008: D1), kann man sich füglich fragen, wo diese Daten denn eigentlich herstammen. Überhaupt sind die Schwierigkeiten, den Behandlungserfolg zu messen, vielfältig. So schreibt etwa Carey (2008: D1), dass die "resort-and-spa private clinics" es Forschern in der Regel nicht erlauben, die von ihnen publizierten Erfolgsdaten zu verifizieren; die mit öffentlichen Geldern finanzierten Programme wiederum ziehen es vor, ihr knappes Geld für die Patientenpflege und nicht für aufwändige Studien zu verwenden. Zudem gibt es auch keine verbindlichen Richtlinien, da jedes Programm, und übrigens auch jeder Berater, seine eigene Philosophie hat und niemand wirklich weiss, was für welchen Patienten das Beste ist, weil „these programs rarely if ever track clients closely after they graduate" (Carey 2008: D1).

Es gibt jedoch Erfolgsstudien, welche das Verhältnis von AA-Teilnahme und Länge der

Abstinenz untersucht haben: AA-Mitglieder berichten von einer grösseren Abstinenz-Quote als Nicht-AAs, es lässt sich zudem feststellen, dass je länger die Mitgliedschaft bei AA, desto länger die Dauer der Trockenheit (Le, Ingvarson and Page 1995).

Und dann gab es die Project MATCH Studie, die sich mit der Frage beschäftigte, welche Therapie für welchen Patienten die am besten geeignete sei. Die Hypothese war, dass eine Behandlung, die auf den individuellen Patienten, also auf seine Bedürfnisse und Anlagen eingeht, auch bessere Ergebnisse zeigen würde als eine Behandlung, die Patienten mit derselben Diagnose alle gleich behandelt (Project MATCH Research Group 1993).

Das Ergebnis war enttäuschend: die drei untersuchten Behandlungen (Cognitive Behavioral Coping Skills, Motivational Enhancement Therapy, Twelve-Step Facilitation), auf eine hetereogene Gruppe angewendet, zeigten keine von einander abweichenden Ergebnisse.

Culter und Fishbain überprüften die Studie und kritisierten, dass "a median of only 3% of the drinking outcome at follow-up could be attributed to treatment. However this effect appeared to be present at week one before most of the treatment had been delivered. The zero treatment dropout group showed great improvement, achieving a mean of 72 percent days abstinent at follow-up" (Culter and Fishbain 2005).

Peele wiederum bemängelte die Absenz einer Kontrollgruppe sowie die Tatsache, dass eine Reduktion der Häufigkeit und der Intensität des Trinkens gemessen wurde, obwohl doch der 12-Schritte-Ansatz totale Abstinenz predigt (Peele 1998a).

Auch wurde bezweifelt, ob die untersuchten Fälle wirklich typisch waren (Velasquez, DiClemente and Addy 2000: 179).

Weiter gab es im Jahre 1994 eine Evaluation des Behandlungserfolgs durch CATOR bei 65,000 Patienten, die ergab. dass diejenigen, welche die Behandlung erfolgreich hinter sich gebracht haben, jedoch im Anschluss daran entweder keine Treffen von Selbsthilfegruppen besuchten oder regelmässig professionelle Hilfe in Anspruch nahmen, weniger als eine 50 Prozent Chance hatten, trocken zu bleiben; diejenigen jedoch, die sowohl an solchen Treffen teilnahmen als auch auf professionelle Hilfe zurückgriffen, hatten mehr als 80 Prozent Wahrscheinlichkeit, dass sie trocken bleiben (West 1997: 146).

Die bislang aktuellste Studie über Behandlungserfolg stammt von DATOS; sie wurde in einer Zeit weitverbreiteten Kokaingenusses (speziell von Crack) durchgeführt und scheint zu beweisen dass Behandlung (12-Schritte-Behandlungen dominierten) wirkt: "A year after teatment, drug use, illegal activities and psychological stress had fallen by about 50%" (Franey and Ashton 2002: 5). Die Studie fand aber auch, dass weniger die Art der Therapie als vielmehr die Qualität der Behandlung entscheidend sei: "Delivered with sufficient quality, they are *all* effective" (Franey and Ashton 2002: 18).

Behandlungserfolgsstudien sind jedoch ganz grundsätzlich mit Vorsicht zu begegnen:
Man kann sich nämlich fragen, ob Leute, die AA-Meetings besuchen, auch wirklich Alkoholiker sind? Ich selber kenne solche, die, ohne ein Alkohol-Problem zu haben, zu Meetings gingen, weil sie ganz einfach die Atmosphäre dort schätzten. Man kann sich weiterhin fragen, ob sie, falls sie Alkoholiker sind, nicht auch ohne Hilfe trocken geworden wäre – etwa, weil sie in einen neuen Lebensabschnitt eintraten und/oder weil in einem bestimmten Moment die Sonne schien oder es regnete oder weil der kleine Sohn (oder die kleine Tochter) fragte: "Papi/Mami, besäufst Du Dich wieder?" (Ludwig 1989; Vaillant 1983; Peele 1995). Um es mit Yates (1997: 30) zu sagen:

*What limits outcome monitoring is that even the most loyal client will probably only spend a tiny part of their life visiting drug or alcohol services. A lot of other things will be going on in their lives which will almost certainly have a much bigger effect on their health and behaviour. These outside forces may be stronger at some times than at others ... Put simply, there is no way of proving whether changes identified in service users use of drugs/drink etc. have to do with their contact with an agency or can be accounted for by other changes in their lives.*

Im Falle der AA gibt es zusätzliche Probleme, welche die Überprüfung des Behandlungserfolgs erschweren, etwa die Freiwilligkeit der Teilnahme an Meetings – die einzige Teilnahmebedingung ist "an honest desire to stop drinking" (Alcoholics Anonymous 1994: iv).

Auch wenn man wohl in vielen Fällen annehmen darf, dass diejenigen, die zu Meetings gehen, nicht nur ihr Alkoholproblem akzeptieren, sondern auch motiviert sind, sich zu ändern - wirklich sicher kann man sich nicht sein (DiClemente et al. 1999).

Zudem: "Because of this self-selection it becomes impossible to know whether it is AA efficacy or member motivation that is being measured" schreibt etwa Bebbington (1976) in Le, Ingvarson & Page (1995). Dazu kommt das "on and off the wagon"-Phänomen (Ludwig 1989: 51-52), das die Forschung zusätzlich erschwert. Weitere Probleme für die Forschung bilden die Anonymität, das Fehlen von Kontrollgruppen, die nicht klar zuordnungsbaren Wirkungen weiterer Therapien, die Teilnahmehäufigkeit sowie die informelle Natur des Programms (Le, Ingvarson and Page 1995; Glaser and Ogborne 1982). Nicht zuletzt gilt auch: "Not only does each person respond to personal events in different ways, but what moves one person toward sobriety may not affect another at all" (Ludwig 1989: 71).

Zusammengefasst lässt sich sagen, dass die Wirksamkeit des AA-Programms mit den gängigen wissenschaftlichen Methoden nicht nachgewiesen werden kann.


# DISKUSSION

Es ist fraglich, ob die Wirkung von AA überhaupt gemessen werden kann. Alkoholabhängige über ihre Trockenheit zu befragen, ist mit Sicherheit keine zufriedenstellende Methode. Glaser und Ogborne (1982: 125) schlagen deshalb vor, dass AA-Wirksamkeitsstudien einbeziehen müssen "how involvement with the movement contributes to psychological growth and the development of social skills particularly among (e.g.) depressed and/or socially incompetent individuals". Leach geht noch einen Schritt weiter und regt an, "the study of AA may need 'unprecedented standards of measurement not appropriate to other treatment programs'" (Leach 1973 in Le, Ingvarson and Page 1995).

Was Untersuchungen über die Wirksamkeit von AA so schwierig macht, ist nicht zuletzt, dass es keine allgemeine Übereinstimmung "about the nature, cause, or treatment of alcoholism" (Ludwig 1989: 3) gibt. Was, zum Beispiel, versteht man unter Genesung?

Es gibt keine allgemein akzeptierte Definition von Genesung und so hat jeder seine eigene, was unter anderem zur Folge hat, dass Wirksamkeitsstudien ganz unterschiedliche Resultate zeigen (Maddux & Desmond 1986 in White 2007: 229).

Auch wenn Definitionen oft willkürlich sind und ihre Bedeutung sich im Laufe der Zeit ändern mögen, so müssen wir trotzdem Klarheit darüber haben, wovon wir sprechen beziehungsweise worauf wir uns beziehen, wenn wir von Genesung sprechen, argumentiert White, denn schwerer Alkoholismus und andere Drogenprobleme würden solange stigmatisiert (und nicht verschwinden), "until the meaning of recovery is clarified, the prevalence of recovery across cultural communities is confirmed by scientists, and a large cadre of individuals and families in long-term recovery stand to offer themselves as living proof of the transformative power of recovery" (White 2007: 230).

Folgende Definition wurde vorgeschlagen: "Recovery from substance dependence is a voluntarily maintained lifestyle characterized by sobriety, personal health, and citizenship" (The Betty Ford Institute Consensus Panel 2007: 222). Trockenheit wird hier verstanden als Abstinenz und stabile Trockenheit als 5-jährige Abstinenz; persönliche Gesundheit meint verbesserte Lebensqualität (gemäss den Standards der World Health Organization) und Bürgerschaft (citizenship) bedeutet, mit Rücksicht und Respekt für seine Mitmenschen zu leben (wiederum gemäss den Standards der World Health Organization) (The Betty Ford Institute Consensus Panel 2007).

Es ist zweifelhaft, ob sich an solch bürokratischen Standards zu orientieren viel bewirken wird. Überdies könnte es ja auch sein, dass die vorherrschenden und vagen Vorstellungen von Genesung
– "Recovery means change" (Gorski 1989: 8); "Recovery *is* and *demands* change. Recovery means that things have to be different than they were" (Larsen 1985: 46); "the core of the experience is that *enough is enough*" (Larsen 1985: 48); "recovery is the process of becoming Self-centered"; "Self-care, and a Self-relationship" is "the beginning of recovery" (Nakken (1988: 89) – durchaus sinnvoll sind und auch ihren Zweck erfüllen, denn 'change' wird weltweit verstanden und impliziert zwei Kernbegriffe jeder Therapie: 'action' und 'better'.

Man fühlt sich an Barack Obamas "Yes We Can"-Slogan erinnert, der ja in gleicher Weise vage war und einige Kommentatoren zu fragen veranlasste: "We can do *what*?" Doch wer so fragte, schien übersehen zu haben, dass die Botschaft bewusst so vage gehalten war, damit die Menschen sich mit was immer sie sich wünschten (doch immer mit etwas "better") identifizieren konnten.

Am Rande: die Suche nach einer allgemein akzeptierten Definition von "Genesung" ist natürlich immer auch ein Kampf um Macht und Einfluss. So konnte in den vergangenen zwei Jahrzehnten eine "remedicalisation of addiction treatment" (McKeganey 2007 in Yates and Malloch 2010) beobachtet werden; dieses "substitute prescribing" wird wiederum bekämpft von Anhängern von "largely non-medical and, often, fiercely anti-treatment" (Yates and Malloch 2010) Interventionen.

Dass der Begriff der Genesung für viele in der Drogentherapie Arbeitenden nach wie vor kontrovers ist (Day et al. 2005), habe sehr wahrscheinlich mit "our cultural and historical understanding of addiction and its consistent medicalisation over two centuries" zu tun, meinen Yates und Malloch (2010). Jedoch,

*The notion of calling a halt to a pattern of futile and self-destructive behaviour, of coming to an understanding of what drives that behaviour and changing it, overcoming it, is hundreds of years old. Traditionally, we have called it 'recovery' although, for many, the term 'discovery' may be more apposite* (Yates and Malloch 2010).

Auch wenn eine Durchsicht der Literatur den Schluss nahelegt, dass die Wirksamkeit von AA "has not been demonstrated to be effective beyond what might be expected by chance" (Glaser and Ogborne 1982:), stimmen Glaser and Ogborne der Behauptung von AAs ("Of course AA works, we all know that") nichtsdestotrotz zu und schreiben: "To cut through an often endless and frequently acrimonious debate, let us say straightaway that we agree in general with such an assertion" (Glaser and Ogborne 1982: ). Nur, wie kann man das sagen, wenn kein genügender Beweis vorliegt?

Nun, die Tatsache, dass ein Ursache-Wirkungs-Modell nicht beweisen kann, ob AA funktioniert, sagt ja zunächst nur, dass man mit einem Ursache-Wirkungs-Modell einen solchen Beweis nicht erbringen kann. Daraus könnte man schliessen, dass diese Methodologie möglicherweise nicht optimal ist, wenn es darum geht, die Komplexität menschlichen Suchtverhaltens zu messen, nicht zuletzt der vielen Variablen wegen. So bleibt zum Beispiel rätselhaft, wie ein Ursache-Wirkungs-Modell etwa eine natürliche Remission oder eine spontane Genesung messen will?

Für die Annahme, AA sei wirksam, gibt es zahlreiche Hinweise. Da gibt es, zum Beispiel, "a whole tradition of sociological studies of the actual functioning of AA, for the most part sympathetic" (Room, 1983: 77). Belegt ist auch, dass der spirituelle Ansatz bei einigen wirksam gewesen ist. So haben etwa Galanter et al. (2007) "a number of studies on substance abusers' spiritual orientation whose findings reflect a positive relationship to recovery" gefunden. Zudem, AA "has more than 2 million members in 100,000 groups scattered across 150 countries" (Adams 2009: 1) – andererseits kann man sich durchaus wundern, weshalb nur gerade 5 bis 10 Prozent aller Alkoholiker in den USA AA aufsuchen (Ludwig 1989: 67) – und dann gibt es auch einschlägige Aussagen wie die von Peck, die auf persönlicher Erfahrung beruhen: "When I was in psychiatry training, back some thirty years ago, psychiatrists already knew that Alcoholics Anonymous had a much better track record in working with alcoholics than we psychiatrists had" (Peck 1993: 139). Und nicht zuletzt schreiben viele genesende Alkoholiker ihre Trockenheit AA zu (Zocker 1989; Robertson 1989).

Viele persönliche Zeugnisse (Wholey 1984; Ludwig 1989: 70-71, 79-81, 84-88) zeigen jedoch, dass das "Mit-dem-Saufen-Aufhören" oft nicht in direktem Zusammenhang zur Behandlung steht, sondern ganz unerwartet geschieht und von den Betroffenen als Wunder erlebt wird (was eine Behandlung leisten kann, ist, die Motivationsbatterien für eine *langfristige* Genesung zu laden). In den Worten von Ludwig (1989: 83-84):

*The point is that as long as logical explanations or scientific theories fail to account for these extraordinary, spiritual experiences, assuming these reports of subsequent recovery to be true, then alcoholism may be more properly regarded as a "disease of the soul" than as a biological, behavioral, or social disorder, presumed to be caused and eventually cured by natural means. The question, simply put, is how to make scientific or clinical sense out of these claims without impugning the integrity of the individuals involved or regarding them as misguided or deluded.*

Da es zudem "a substantial amount of spontaneous remission of drinking problems" (Roizen et al. 1978 cited in Room, 1983: 64) gibt, dürfte ein solches Unterfangen auf einige Schwierigkeiten stossen. Um es frei nach Shakespeare zu sagen: es gibt mehr Dinge zwischen Himmel und Erde als es sich unsere Ursache-Wirkungs-Philosophie vorstellen kann. Zu berücksichtigen gilt es zudem die Erkenntnis von Watts (1973: 35):

*We often say that you can only think of one thing at a time. The truth is that in looking at the world bit by bit we convince ourselves that it consists of separate things, and so give ourselves the problem of how these things are connected and how they cause and effect each other. The problem would never have arisen if we had been aware that it was just our way of looking at the world which had chopped it up into separate bits, things, events, causes, and effects. We do not see that the world is all of a piece ...*

Die klassische AA-Antwort auf die Frage, weshalb jemand säuft ("Montag, Dienstag, Mittwoch, Donnerstag, Freitag, Samstag, Sonntag") legt den Schluss nahe, dass der Grund fürs Saufen die AAs nicht wirklich interessiert. Worauf es ankommt, ist, zu handeln und das meint, "Fake it till you make it", wie der AA-Slogan heisst – und das meint: *act yourself into a new way of thinking.*

Darin unterscheidet sich AA ganz entscheidend von den meisten therapeutischen Interventionen, die auf Bewusstseinsmachung bzw. – veränderung, von der man sich eine Verhaltensveränderung verspricht, ausgerichtet sind. Doch der AA-Ansatz ist nicht einfach eine simple Umkehrung der gängigen Therapieansätze, er ist auch insofern verschieden, als er voller Gegensätze und Paradoxien ist, die er gar nicht erst aufzulösen sich bemüht, sondern als zum Leben gehörig akzeptiert.

Besonders treffende Beispiele hat Ludwig (1989: 3-4) formuliert: "'Hitting bottom' is presumed to be a necessary step for recovery. even though being in dire straits, for all other illnesses, usually indicates a poor rather than favourable diagnosis" oder "... the acceptance of personal weakness becomes the basis of strength" oder "Once an alcoholic, always an alcoholic, as the saying goes. Even with cancer, the prognosis is not that grim".

Und nicht zuletzt: Was Creeley über das Leben zu Papier brachte, gilt genau so für Alkohol- und Drogenabhängigkeit: "But it would be truly a fool who presumed any life to be simple consequence, or earned, or understood" (Clark 1993: 122).

AA wird treffend charakterisiert als ein einfaches Programm für komplizierte Menschen, doch auch diese komplizierten Menschen scheinen nicht wirklich erklären zu können, wie AA funktioniert. Um es mit Foster Wallace (1996: 349, 350) zu sagen:

*Nobody's ever been able to figure AA out, is another binding commonality. And the folks with serious time in AA are infuriating about questions starting with How. You ask the scary old guys How AA Works and they smile their chilly smiles and say Just Fine. It just works, is all; end of story*

Die Überzeugung, dass AA – trotz des Fehlens eines Ursache-Wirkung-Beweises – wirksam ist (für die, welche das Programm auch wirklich praktizieren), gründet sich nicht alleine auf die Erfahrung von vielen (meine eigene eingeschlossen), sondern ebenso auf die Tatsache, dass viele Dinge des Lebens der menschlichen Logik entgegen stehen. So baut vieles der von Menschen geschaffenen Wirklichkeit auf abstrakten mathematischen Modellen auf, die passgenau und verifizierbar funktionieren, obwohl Mathematiker herausgefunden haben, dass sie auf fehlerhaften Grundannahmen beruhen (Enzensberger 2009: 66). Zudem verkörpern die AA-Prinzipien jahrhundertealte menschliche Weisheit; ist der im allgemeinen undoktrinäre Ansatz (ein populärer AA-Slogan heisst: "Take what you need and leave the rest" – Wakefield 1995: 8) hilfreich und attraktiv; ist Gruppenzugehörigkeit (sich anderen zugehörig zu fühlen und sich gegenseitig zu helfen) ein fundamentales menschliches Bedürfnis; "to act oneself into a new way of thinking" konzentriert sich nicht auf das Warum des Saufens, sondern zeigt auf, wie ( <u>how: h</u> = honesty, <u>o</u> = openeness, <u>w</u> = willingness) man praktisch sein Verhalten ändern kann und der Gelassenheitsspruch

*(Gott) gib mir die Gelassenheit, Dinge hinzunehmen, die ich nicht ändern kann,*
*den Mut, Dinge zu ändern, die ich ändern kann,*
*und die Weisheit, das eine vom andern zu unterscheiden.*

gehört wahrscheinlich zu den besten Rezepten für ein nüchternes und ausgeglichenes Leben, "even for those who have trouble accepting the notion of a Higher Power" (Ludwig 1989: 134). Um es mit Ludwig (1989: 134) zu sagen: "With this orientation to life, intoxication is unnecessary."

## SCHLUSSFOLGERUNG

Da es so viele Interpretationen von AA gibt wie AA Mitglieder hat, und da man nicht wissen kann, wie das AA-Programm individuell praktiziert wird, ist es fraglich, ob es überhaupt möglich ist, AA in einer Art und Weise zu überprüfen, die gängigen wissenschaftlichen Standards entspricht. Trotz des Fehlens eines wissenschaftlichen Nachweises, glauben viele – begründet durch persönliche Erfahrung – dass AA wirksam ist. Dass alle, die das glauben, durch eine Gehirnwäsche durchgegangen sind, ist unwahrscheinlich (und wäre auch schwierig nachzuweisen), doch auch wenn sie es wären: die Tatsache, dass sie soffen bevor sie zu AA kamen und dann aufhörten, legt den Schluss nahe, dass ihre Trockenheit etwas mit AA zu tun hat.

Ursache-Wirkungs-Methodologien scheinen nicht geeignet die Komplexität von Suchtverhalten und - behandlung zu erklären, da sie die Widersprüche und Paradoxien, die Teil menschlichen Verhaltens sind, nicht zu erklären vermögen. Sie können auch Kernfaktoren wie Motivation oder Glauben, die wesentlich sind für die Genesung, nicht messen. Nicht zuletzt aus diesen Gründen ist AAs *act yourself into a new way of thinking* den Behandlungen, die auf die Identifizierung von Ursache und Wirkung ausgerichtet sind, vorzuziehen.

Künftige Forschung und Behandlung müssen neue Wege finden "the non-logical aspects" (die Wunder, Rätsel, Widersprüche und Paradoxien) der Sucht anzugehen und die Ursache-Wirkungs-Methodologie anzupassen, zu ergänzen und möglicherweise zu überdenken.

# LITERATUR

AA (2010) 'Die Präambel der Anonymen Alkoholiker',
http://www.anonyme-alkoholiker.de/download/01allg.pdf; Zugriff am 24. Juni 2010

Adams, A.J. (2009) *Undrunk: A Skeptic's Guide to AA*, Center City: Hazelden.

Alcoholics Anonymous (1984) *"Pass it on". The story of Bill Wilson and how the A.A. message reacher the world,* New York: Alcoholics Anonymous World Services, Inc.

Alcoholics Anonymous (1994) *The Big Book: The Story of How Many Thousands of Men and Women Have Recovered from Alcoholism,* New York: Alcoholics Anonymous World Services, Inc.

Alcoholics Anonymous (1989) *Twelve Steps and Twelve Traditions,* New York: Alcoholics Anonymous World Services, Inc.

Ameisen, Olivier (2009) *Das Ende meiner Sucht (The End of My Addiction),* München: Antje Kunstmann.

Bufe, Ch. (1998) *AA: Cult or Cure?,* Tucson: See Sharp Press; http://www.morerevealed.com/library/mr/newmr_0.jsp; accessed 12 March 2010.

Carey, B. (2008) 'The Evidence Gap: Drug Rehabilitation or Revolving Door', *The New York Times*, p. D1 of the New York Edition; http://www.nytimes.com/2008/12/23/health/23reha.html?_r=3&scp=1&sq=drug%20reh abilitation&st=cse; accessed on 4 March 2010.

Clark, T. (1993) *Robert Creeley and the Genius of the American Common Place,* New York: New Directions.

Culter, R. and Fishbain, D. (2005) 'Are alcoholism treatments effective? The Project MATCH data' in *BMC Public Health,* http://www.biomedcentral.com/1471-2458/5/75; accessed 17 March 2010.

Day, E., Gaston, R., Furlong, E., Murali, V. & Coppello, A. (2005) 'United Kingdom substance misuse treatment workers' attitudes toward 12-step self-help groups' in *Journal of Substance Abuse Treatment,* 29: 321-327.

DiClemente, C.D., Bellino, L.E., Neavins, T.M. (1999) 'Motivation for Change and Alcoholism Treatment' in *Alcohol Research & Health,* Spring, http://findarticles.com/p/articles/mi_m0CXH/is_2_23/ai_59246571/?tag=content;col1; accessed 27 April 2010.

Enquist, P. O. (2009) *Ein anderes Leben (Another Life),* München: Carl Hanser.

Enzensberger, H.M. (2009) *Fortuna und Kalkül. Zwei mathematische Belustigungen (Fortune and Calculus. Two mathematical amusements),* Frankfurt am Main: Suhrkamp

Fletcher, A.M. (2001) *Sober for Good,* New York: Houghton Mifflin Company.

Foster Wallace, D. (1995) 'An Interval' in *The New Yorker*, 30 January; http://www.newyorker.com/archive/1995/01/30/1995_01_30_080_TNY_CARDS_0003 69136; accessed 8 March 2010.

Foster Wallace, D. (1996) *Infinite Jest*, Boston: Little, Brown and Company.

Franey, C., Ashton, M. (2002) 'The Grand design lessons from DATOS' in *Drug and Alcohol Findings*, 7: 4-19.

Fromm, E. (1979) *Sigmund Freuds Psychoanalyse - Grösse und Grenzen (Greatness and Limitations on Freud's Thought)*, Stuttgart: Deutsche Verlagsanstalt.

Galanter, M., Dermatis, H., Bunt, G., Williams, C., Trujillo, M., Steinke, P. (2007) 'Assessment of spirituality and its relevance to addiction treatment' in *Journal of Substance Abuse Treatment*, 33 (3): 257-264.

Glaser, F. B.; Ogborne, A.C. (1982) 'Does A.A. Really Work?' in *British Journal of Addiction*, 77: 123-129.

Goethals, I., Broekaert, E. and Yates, R. (forthcoming) 'A religion too far: On the hidden ideology of a social therapeutic belief system', (unpublished MS. submitted to *Mental Health and Substance Misuse*).

Gorski, T.T. (1989) *Passages Through Recovery*, Center City: Hazelden.

Jacques T. (1991) *De l'alcoholisme à la paix et à la sérénité (From alcoholism to peace and serenity)*, Cap-Saint-Ignace, Québec: Bibliothèque Québécoise.

James, W. (1994) *The Variety of Religious Experience*, New York: Random House.

Kurtz, E. (1991) *Not-God. A History of Alcoholics Anonymous*, Center City: Hazelden Pittman Archives Press.

Kurtz, E. (2004) 'Alcoholics Anonymous and the disease concept of alcoholism' in *Alcoholism Treatment Quarterly*, 20 (3/4): 107-130, http://www.bhrm.org/papers/AAand%20DiseaseConcept.pdf; accessed 27 April 2010.

Larsen, E. (1985) *Stage II Recovery. Life beyond addiction*, New York: HarperSanFrancisco.

Le, Ch., Ingvarson, E.P., Page, R.C. (1995) 'Alcoholics Anonymous and the Counseling Profession: Philosophies in conflict' in *Journal of Counseling & Development*, 7 January: 603; http://www.unhooked.com/sep/aacouns.htm, accessed 16 March 2010.

Ludwig, A.M. (1989) *Understanding the Alcoholic's Mind*, New York: Oxford University Press.

Maher, J.M, Briggs, D. (eds.) (1990) *An Open Life. Joseph Campbell in conversation with Michael Toms*, New York: Harper & Row, Publishers.

Miller, W. R., Rollnick, S., (2009) 'Ten Things that Motivational Interviewing Is Not' in *Behavioural and Cognitive Psychotherapy*, 37:129–140.

Nakken, C. (1988) *The Addictive Personality: Roots, Rituals, and Recovery*, Center City: Hazelden.

Peck, S. M. (1993) *Further along the road less traveled*, New York: Simon & Schuster.

Peele, S. (1995) *Diseasing of America: How we allowed recovery zealots and the treatment industry to convince us we are out of control*, Lexington, MA/San Francisco: Lexington Books/Jossey-Bass; http://www.peele.net/lib/diseasing3.html, accessed 2 March 2010.

Peele, S. (1998) 'Introduction to to Charles Bufe's "AA: Cult or Cure"', http://www.peele.net/lib/bufe.html; accessed 12 March 2010.

Peele, S. (1998a) 'All Wet' in *The Sciences*, March/April: 17-21; http://peele.net/lib/allwet.html; accessed 16 March 2010.

Project MATCH Research Group (1993) 'Project MATCH: Rationale and methods for a multisite clinical trial matching patients to alcoholism treatment' in *Alcoholism: Clinical and Experimental Research*, 17: 1130-1145.

Robertson, N. (1989) *Die Anonymen Alkoholiker. Der erfolgreiche Weg aus der Sucht (The title of the English original is 'Getting Better')*. München: Droemer Knaur.

Room, R. (1983) 'Sociology and the Disease Concept of Alcoholism' in *Research Advances in Alcohol and Drug Problems*, 7, New York and London: Plenum Press.

Rudy, D.R., Greil, A.L. (1988) 'Is Alcoholics Anonymous a Religious Organization?: Meditations on Marginality' in *Sociological Analysis*, 50, Abstract, http://www.jstor.org/pss/3710917; accessed 13 April 2010.

Sheed, W. (1995) *In Love with Daylight. A Memoir of Recovery*. New York. Simon & Schuster.

The Betty Ford Institute Consensus Panel (2007) 'What is recovery? A working definition from the Betty Ford Institute' in *Journal of Substance Abuse Treatment*, 33 (3): 221–228.

This is A.A. (1984) 'An introduction to the A.A. recovery program'. http://www.aa.org/pdf/products/p-1_thisisaa1.pdf; accessed 22 February 2010.

Trimpey, J. (1997) 'Alcoholics Anonymous: Of Course It's a Cult!' in *The Journal of Rational Recovery,* 9 (5), May-June, 1997; http://www.positiveatheism.org/rw/ofcourse.htm, accessed 1 March 2010.

Vaillant, G. E. (1983) *Natural History of Alcoholism*, Cambridge MA, Harvard University Press.

Velasquez, M.M., DiClemente, C.D., Addy, R.C. (2000) 'Generalizability of Project Match: a comparison of clients enrolled to those not enrolled in the study at one aftercare site' in *Drug and Alcohol Dependence*, 59: 177–182.

Wakefield, D. (1995) *Expect a Miracle*, New York: HarperSanFrancisco.

Watts, A. (1973) *The book on the taboo against knowing who you are*, New York: Abacus.

West, J.W. (1997) *The Betty Ford Center Book of Answers*, New York: Pocket Books.

White, W. L. (2007) 'Addiction recovery: Its definition and conceptual boundaries' in *Journal of Substance Abuse Treatment*, 33 (3): 229–241.

White, W. L. (2007a) 'Recovery as a Heroic Journey'; http://www.facesandvoicesofrecovery.org/pdf/White/recovery_as_heroic_journey.pdf; accessed 8 March 2010.

Wholey, D. (1984) *The Courage to Change*, New York: Warner Books.

Yates, R. (1997) *A Guide to Developing Services for Alcohol and Drug Misusers*, Edinburgh: The Scottish Office.

Yates, R., Malloch, M. (2010) 'The road less travelled? a short history of addiction recovery' in Yates, R. and Malloch, M. (eds.) *Tackling Addiction: Pathways to Recovery*, London: Jessica Kingsley Publishers, pp. 15-31.

Zocker, H. (1989) betrifft: *Anonyme Alkoholiker: Selbsthilfe gegen die Sucht (concerns: Alcoholics Anonymous: Self-help against addiction)*, München: Beck

24 Magazine (1976) 'Gresham's Law & Alcoholics Anonymous'; http://www.barefootsworld.net/aagreshamslaw.html; accessed 7 March 2010

---

## ANHANG

## Die 12 Schritte

1. Wir gaben zu, dass wir dem Alkohol gegenüber machtlos sind – und unser Leben nicht mehr meistern konnten.
2. Wir kamen zu dem Glauben, dass eine Macht, grösser als wir selbst, uns unsere geistige Gesundheit wieder geben kann.
3. Wir fassten den Entschluss, unseren Willen und unser Leben der Sorge Gottes – wie wir ihn verstanden – anzuvertrauen.
4. Wir machten eine gründliche und furchtlose Inventur in unserem Inneren.
5. Wir gaben Gott, uns selbst und einem anderen Menschen gegenüber unverhüllt unsere Fehler zu.
6. Wir waren völlig bereit, all diese Charakterfehler von Gott beseitigen zu lassen.
7. Demütig baten wir ihn, unsere Mängel von uns zu nehmen.
8. Wir machten eine Liste aller Personen, denen wir Schaden zugefügt hatten und wurden willig, ihn bei allen wieder gutzumachen.
9. Wir machten bei diesen Menschen alles wieder gut – wo immer es möglich war – , es sei denn, wir hätten dadurch sie oder andere verletzt.
10. Wir setzten die Inventur bei uns fort, und wenn wir Unrecht hatten, gaben wir es sofort zu.
11. Wir suchten durch Gebet und Besinnung die bewusste Verbindung zu Gott - wie wir Ihn verstanden - zu vertiefen. Wir baten Ihn nur, uns Seinen Willen erkennbar werden zu lassen und uns die Kraft zu geben, ihn auszuführen.
12. Nachdem wir durch diese Schritte ein spirituelles Erwachen erlebt hatten, versuchten wir, diese Botschaft an Alkoholiker weiterzugeben und unser tägliches Leben nach diesen Grundsätzen auszurichten.

## Die zwölf Traditionen

1. Unser gemeinsames Wohlergehen sollte an erster Stelle stehen; die Genesung des Einzelnen beruht auf der Einigkeit der Anonymen Alkoholiker.
2. Für den Sinn und Zweck unserer Gruppe gibt es nur eine höchste Autorität - einen liebenden Gott, wie Er sich in dem Gewissen unserer Gruppe zu erkennen gibt. Unsere Vertrauensleute sind nur betraute Diener; sie herrschen nicht.
3. Die einzige Voraussetzung für die Zugehörigkeit ist der Wunsch, mit dem Trinken aufzuhören.
4. Jede Gruppe sollte selbständig sein, ausser in Dingen, die andere Gruppen oder AA als Ganzes angehen.
5. Die Hauptaufgabe jeder Gruppe ist, unsere AA-Botschaft zu Alkoholikern zu bringen, die noch leiden.
6. Eine AA-Gruppe sollte niemals irgendein aussen stehendes Unternehmen unterstützen, finanzieren oder mit dem AA-Namen decken, damit uns nicht Geld-, Besitz- und Prestigeprobleme von unserem eigentlichen Zweck ablenken.
7. Jede AA-Gruppe sollte sich selbst erhalten und von aussen kommende Unterstützungen ablehnen.
8. Die Tätigkeit bei den Anonymen Alkoholikern sollte immer ehrenamtlich bleiben; jedoch dürfen unsere zentralen Dienststellen Angestellte beschäftigen.

9. Anonyme Alkoholiker sollten niemals organisiert werden. Jedoch dürfen wir Dienst-Ausschüsse und -Komitees bilden, die denjenigen verantwortlich sind, welchen sie dienen.

10. Anonyme Alkoholiker nehmen niemals Stellung zu Fragen ausserhalb ihrer Gemeinschaft; deshalb sollte auch der AA-Name niemals in öffentliche Streitfragen verwickelt werden.

11. Unsere Beziehungen zur Öffentlichkeit stützen sich mehr auf Anziehung als auf Werbung. Deshalb sollten wir auch gegenüber Presse, Rundfunk, Film und Fernsehen stets unsere persönliche Anonymität wahren.

12. Anonymität ist die spirituelle Grundlage aller unserer Traditionen, die uns immer daran erinnern soll, Prinzipien über Personen zu stellen.

# BEI GRIN MACHT SICH IHR WISSEN BEZAHLT

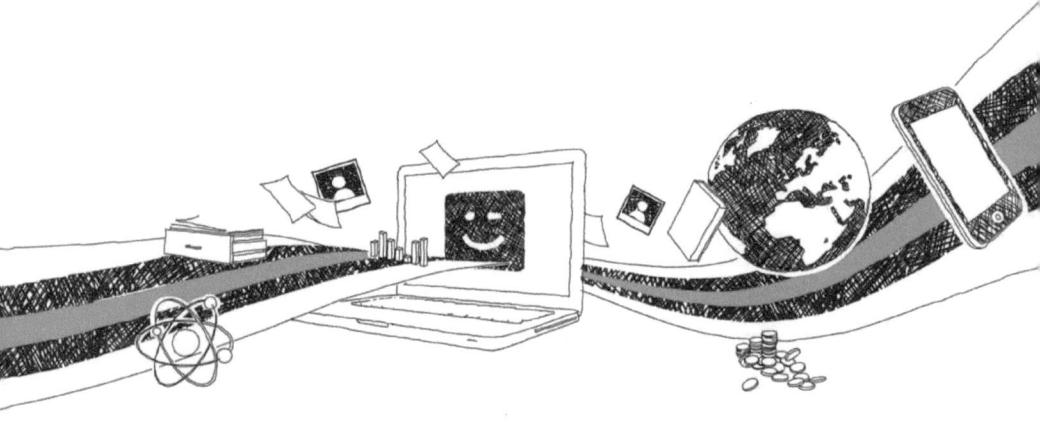

- Wir veröffentlichen Ihre Hausarbeit,
  Bachelor- und Masterarbeit

- Ihr eigenes eBook und Buch -
  weltweit in allen wichtigen Shops

- Verdienen Sie an jedem Verkauf

## Jetzt bei www.GRIN.com hochladen und kostenlos publizieren

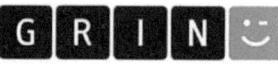